DES

PULVÉRISATIONS ANTISEPTIQUES

PROLONGÉES

DANS LE TRAITEMENT

DE

QUELQUES AFFECTIONS CHIRURGICALES

PAR

CHARLES (Georges)

Docteur en médecine de la Faculté de Paris,
Ancien externe des hôpitaux.

PARIS

A. PARENT, IMPRIMEUR DE LA FACULTÉ DE MÉDECINE

A. DAVY, successeur

52, rue Madame et rue Monsieur-le-Prince, 14.

1884

DES

PULVÉRISATIONS ANTISEPTIQUES

PROLONGÉES

DANS LE TRAITEMENT

DE

QUELQUES AFFECTIONS CHIRURGICALES

PAR

CHARLES (Georges)

Docteur en médecine de la Faculté de Paris,
Ancien externe des hôpitaux.

PARIS

A. PARENT, IMPRIMEUR DE LA FACULTÉ DE MÉDECINE
A. DAVY, successeur
52, rue Madame et rue Monsieur-le-Prince, 14.

1884

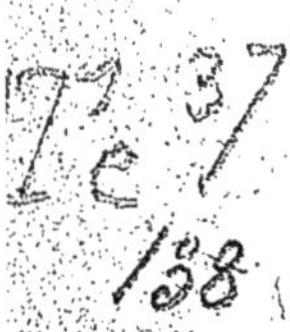

A MES PARENTS

A MES AMIS

A MES MAITRES DE L'ÉCOLE ET DE L'HOPITAL
DE DIJON

A MES MAITRES DANS LES HOPITAUX
DE PARIS

M. LE PROFESSEUR VERNEUIL

Membre de l'Académie de médecine,
Chirurgien de la Pitié,
Officier de la Légion d'honneur.

A M. LE DOCTEUR Léon LABBÉ

Chirurgien de l'hôpital Beaujon.

DES
PULVÉRISATIONS ANTISEPTIQUES
PROLONGÉES

DANS LE TRAITEMENT

DE QUELQUES AFFECTIONS CHIRURGICALES

Parmi les nombreux pansements auxquels la méthode antiseptique a donné naissance, il en est un, que nous avons été à même d'apprécier dans le service de notre maître, M. le professeur Verneuil, et auquel nous avons toujours vu donner d'excellents résultats. Ce pansement c'est la pulvérisation antiseptique continue ou prolongée.

Peu employé dans les services de chirurgie de Paris, il a même été condamné par certains chirurgiens, puisque nous lisons dans une thèse du dernier concours d'agrégation (1) : « En ce qui concerne les pulvérisations, leur rôle minime, sinon tout à fait inutile, paraît aujourd'hui bien prouvé, et les bénéfices que l'on peut en retirer ne compensent pas leurs désavantages. »

(1) Des méthodes antiseptiques chez les anciens et les modernes, par le Dʳ A. Sabatier. Thèse d'agrégation, 1883.

Croyant pour notre compte que, dans un grand nombre de cas, les avantages sont de beaucoup supérieurs aux inconvénients, il nous a semblé intéressant de chercher à montrer quels sont ces cas, et les raisons qui nous font conserver ce mode de traitement.

Qu'il nous soit permis avant de commencer d'adresser à nos maîtres dans les hôpitaux l'expression de notre reconnaissance pour la bienveillance qu'ils nous ont toujours témoignée.

Nous remercions aussi M. Valude, interne du service de M. le professeur Verneuil, pour les observations qu'il a bien voulu nous communiquer.

Nous devons à notre ami, le Dr Verchère, les cinq dernières observations que nous publions sur la pulvérisation dans l'érysipèle, et nous saisissons avec empressement l'occasion de le remercier ici.

Nous manquerions encore à tous nos devoirs si nous ne remercions M. le professeur Verneuil des conseils qu'il nous a donnés pour l'achèvement de notre thèse inaugurale, et pour l'honneur qu'il veut bien nous faire en en acceptant la présidence.

CHAPITRE PREMIER.

HISTORIQUE.

Il n'y a pas bien des années que la méthode antiseptique est venue révolutionner la chirurgie, mais avant de connaître tous les effets des antiseptiques, bien des chirurgiens avaient placé les plaies étendues dans un milieu liquide ou gazeux, remarquant qu'on évitait souvent ainsi les redoutables accidents qui surviennent si souvent dans le cours de la cicatrisation.

Un grand nombre d'auteurs ont vanté dans leurs ouvrages la balnéation continue. Josse, d'Amiens, Bérard, Malgaigne la conseillaient. Guyot vint à son tour la recommander en y ajoutant un appareil à incubation, prétendant que les plaies guérissaient plus facilement à 39° et dans une température uniforme. Lamorier, en France, plus tard Langenbeck (1839) de Berlin, mirent en pratique les grands bains d'eau chaude. Puis vers 1850 Valette, de Lyon, expérimenta, sous le nom de méthode anaéroplastique, l'immersion prolongée qui fit plus tard (1855) le sujet de la thèse inaugurale de son élève, le Dr Pupier.

En Angleterre, vers cette même époque, Liston conseillait aussi la balnéation continue, condamnant les anciens pansements au cérat et aux onguents,

qu'il caractérisait de pansements « sales, abomina-
bles, révoltant la nature et le sens commun. »

Le Dr Topinard, M. le professeur Léon Lefort
(1870) ont aussi publié des travaux sur les bains
continus. Mais, M. Lefort en faisait de véritables
bains antiseptiques en y ajoutant 1/10 d'alcool. Un
de mes amis, le Dr Jamin, a soutenu, en janvier
1883, sa thèse inaugurale sur les bains antiseptiques continus et nous y renvoyons pour plus de
détail sur les méthodes qui consistent à plonger les
plaies dans un milieu liquide.

Parmi les auteurs qui ont essayé de plonger
leurs malades dans des milieux gazeux, nous cite-
rons Lecomte et Demarquay qui employaient les
bains d'acide carbonique, Laugier, les bains d'oxy-
gène. Mais tous ces auteurs appliquaient dans ces
circonstances un traitement purement empirique.
Leurs observations leur avaient prouvé que dans
ces milieux les plaies se comportaient mieux que
sous les anciens pansements, mais leur mode d'action leur échappait. Aussi tous ces travaux n'étaient-
ils pas parvenus à vulgariser les méthodes qu'ils
préconisaient, lorsque les expériences de Lister
vinrent révolutionner la chirurgie contemporaine.

Nous n'avons pas à décrire ici ce pansement, si
répandu aujourd'hui que nul médecin ne doit
l'ignorer, ce serait sortir de notre sujet. Nous di-
rons seulement la place que dans sa méthode occu-
pent les pulvérisations.

Lister, et depuis lui, tous les chirurgiens qui sui-

virent ses précieuses indications, employèrent le
spray au moment des opérations ou pendant le renouvellement des linges qui servaient au pansement. On employait au commencement le pulvérisateur à main de Richardson, puis plus tard le pulvérisateur à vapeur de M. le Dr Lucas-Championnière. Lister attribuait aux pulvérisations faites
pendant l'opération un rôle considérable. Le spray
pratiqué en ce moment lui paraissait tellement in-
dispensable qu'il traitait de faute grave son interruption pendant le plus petit laps de temps, et qu'il
recommandait de ne pas même interposer une main
entre lui et la plaie.

Depuis, les chirurgiens, désireux de simplifier la
méthode et cherchant à supprimer tout ce qu'il y a
toujours d'inutile et d'exagéré dans un système à
ses débuts, amenèrent dans le pansement de Lister
des modifications très variées, et c'est ainsi que nous
voyons aujourd'hui accorder beaucoup moins de fa-
veur au spray dans les opérations et les pansements.

La pulvérisation semblait donc avoir fait son
temps, quand les travaux de M. le professeur Verneuil vinrent nous montrer quel parti on en pouvait
tirer dans un grand nombre de cas.

On trouve la première mention de ses essais dans
un mémoire sur les névralgies traumatiques secon-
daires précoces publié en 1874 (1). Puis, en 1875,
dans les mémoires de chirurgie à l'occasion d'une

(1) Verneuil. Archives générales de médecine, 1874, 6e série,
t. XXIV.

amputation de la jambe suivie de sphacèle du grand lambeau (1). Puis deux cas de désarticulation de la cuisse guéris par ce procédé, l'un en 1877 (2), l'autre en 1881 (3).

Enfin en 1883, il publiait sur la Pulvérisation prolongée ou continue, un important travail où nous avons puisé de nombreux renseignements.

Il s'agit, dans tous les travaux dont nous venons de parler, non de la pulvérisation, comme l'entendait Lister, appliquée sur une plaie pendant une opération ou un pansement, mais elle constitue à elle seule tout ce pansement. Dans un grand nombre de cas, M. le professeur Verneuil laisse la plaie à découvert, ou la recouvre seulement d'une bande de tarlatane, puis il la place à demeure ou au moins pendant plusieurs heures, soir et matin, à portée d'un pulvérisateur qui répand sur elle le nuage antiseptique.

C'est le mode d'action de ce pansement et les cas auxquels il convient que nous nous proposons d'étudier ici.

(1) Verneuil. Mémoires de chirurgie, t. II.
(2) Bull. Acad. de médecine, 1877.
(3) Bull. Société de chirurgie, 1881.

CHAPITRE II.

Quel est le but des pulvérisations phéniquées prolongées ou continues, et pourquoi nous les employons de préférence, dans certains cas, aux autres pansements. Voilà ce que nous voulons chercher à démontrer avant d'indiquer les cas auxquels elles sont particulièrement applicables.

Tous les chirurgiens, aussi bien à la campagne que dans les grands centres, reconnaissent que dans beaucoup d'affections chirurgicales du membre supérieur, les bains phéniqués prolongés ou même continus donnent les plus heureux résultats, à tel point que ce mode de traitement a été mis en pratique pour les mêmes affections du membre inférieur, malgré les nombreuses difficultés que présente son application dans la plupart des cas. Plusieurs observations en ont été publiées. M. le professeur Verneuil rapporte, dans les Archives générales de médecine (1), un cas d'amputation sus-malléolaire traité de cette façon. Au moyen d'un appareil de suspension, le moignon venait plonger dans un vase rempli d'eau additionnée de 1/12 de liqueur de Labarraque. La guérison se fit sans accident, mais elle fut assez longue à obtenir (3 semaines).

(1) Archives générales de médecine, t. II, 1879.

On comprend facilement toutes les difficultés de
cette méthode. Il faut un appareil de suspension,
difficile à établir à la campagne ; ou le malade laisse
simplement pendre sa jambe hors de son lit, et
alors au moindre mouvement le membre vient
frapper les parois du vase, s'il ne garde pas l'immo-
bilité la plus complète. D'un autre côté la jambe
restant pendante, la circulation veineuse se trouve
gênée et les inconvénients sont dans ce cas plus
grands que les avantages.

Si à la rigueur on peut appliquer au membre inférieur le bain antiseptique, il devient tout à fait
inapplicable aux autres régions (tête, tronc). Il
n'est donc pas étonnant, étant donné toutes ces difficultés, que l'on ait cherché un mode de pansement
réunissant les avantages du bain, et n'en ayant pas
les inconvénients.

Nous croyons, avec M. le professeur Verneuil,
que le but est absolument rempli par les pulvérisa·
tions prolongées ou continues. Le spray, comme le
liquide du bain mouille continuellement les parties
malades, pénètre dans toutes les anfractuosités, et
par son action continue déterge et nettoie la plaie
mieux que les lavages les plus soigneux souvent
répétés. Il est facile à employer, n'exige pas tout
l'attirail du pansement tel que le veut Lister et offre
autant que ce dernier les avantages de la méthode
antiseptique.

« Je promets, écrit M. Lucas-Championnière (1),

(1) Chirurgie antiseptique. Paris, 1880.

à ceux qui la suivront, avec les moyens que je m'efforce de leur donner :

La disparition des accidents des plaies dans les plus mauvais milieux ;

Une régularité dans la réparation inconnue jusqu'ici ;

Une chirurgie sans suppuration ;

La réunion primitive des plaies, habituelle et sans danger ;

Une rapidité telle dans la guérison qu'elle n'avait pu être prévue ;

La possibilité et la sécurité d'opérations réputées dangereuses et presque coupables. »

C'est au nom de l'antisepsie listérienne, que M. Lucas-Championnière faisait ces promesses: Tous ces avantages nous les obtenons à un degré au moins égal, si ce n'est supérieur, avec les pulvérisations continues puisque nous les avons vues réussir où le pansement de Lister avait échoué.

M. le professeur Verneuil rapporte (1) deux observations d'opérés soignés soit par le pansement de Lister, soit par celui de Guérin, chez lesquels ces modes de traitement avaient complètement échoué.

La première de ces opérations était une amputation de la jambe pour une arthrite du pied chez un homme de 50 ans, pâle et chétif; la seconde une résection anaplastique du genou chez une femme âgée, de très médiocre constitution.

Le pansement de Lister avait échoué chez le pre-

(1) Archives générales de médecine, 1883, t. I.

mier, comme celui de Guérin dans le second cas.
Au bout de quelques jours, les symptômes généraux
et locaux devenaient très inquiétants : tuméfaction
des parties malades, douleur, chaleur, mauvais aspect de la plaie, fièvre intense, etc. On enlevait alors
les premiers pansements que l'on remplaçait par la
pulvérisation continue, et au bout de trois jours
tout était dans l'état le plus satisfaisant. Les symptômes locaux s'étaient amendés, la plaie avait bel
aspect, la tuméfaction avait disparu, les douleurs
avaient complètement cessé. Les symptômes généraux avaient également disparu : plus de fièvre, la
température était redescendue à 37°2, et l'état
général était des plus satisfaisants.

Ces avantages, nous les avons continuellement
obtenus, et non seulement l'absence de douleur a
toujours été complète, mais les malades réclament
eux-mêmes la pulvérisation qui leur procure beaucoup de bien-être, le temps qu'ils y sont soumis.

Quant à l'absence de fièvre, elle est également
constante, sauf quelquefois une légère augmentation de température le lendemain du traumatisme
ou de l'opération. Mais elle revient toujours à la normale dans un temps très limité. Bien plus, nous
avons vu M. le professeur Verneuil être amené à
découvrir certaines complications par la persistance
de l'état fébrile.

Il n'est pas à dire pour cela que nous condam-
nions les autres pansements, et que nous voulions,
dans tous les cas, appliquer la pulvérisation anti-

septique. Nous reconnaissons tous les avantages
des pansements de Lister, de Guérin, etc., et nous
ne proposons pas de les remplacer par celui dont
nous parlons. Mais c'est seulement dans les cas ou
ces pansements auraient échoué, où bien quand
ils ne sont pas facilement applicables, que nous proposons de les remplacer par les pulvérisations continues ou prolongées.

CHAPITRE III.

Nous avons dit au commencement de ce travail, que les pulvérisations prolongées ne convenaient pas à toutes les lésions, et que les autres pansements, tels que ceux de Guérin et de Lister, rendaient chaque jour de grands services. Il n'est par conséquent nullement dans notre intention de vouloir les remplacer dans les cas où ils sont journellement employés. Notre but est seulement de montrer que les pulvérisations antiseptiques prolongées donnent les résultats les plus heureux dans bien des circonstances où les autres pansements seraient insuffisants et trouveraient une application trop difficile. Cherchons donc quelles sont ces circonstances.

a. Dans un certain nombre d'opérations, amputations ou résections, les pansements ordinairement employés, pour des raisons multiples ne donnent pas ce que l'on attendait d'eux. Soit que l'on ait opéré sur un mauvais terrain, soit que l'on ait voulu obtenir malgré les contre-indications la réunion immédiate, on voit au bout de quatre ou cinq jours survenir des complications. Les bords de la plaie s'enflamment, il survient un phlegmon qui s'accompagne de tous les phénomènes généraux graves que l'on observe en pareille circonstance.

Quand on a enlevé toutes les sutures, écarté les lèvres de la plaie, on se trouve en présence d'une grande surface suppurante qui menace d'infecter l'organisme si l'on n'y apporte promptement un remède. Le pansement antiseptique ouvert est généralement impuissant à arrêter les phénomènes locaux et généraux qui s'aggravent rapidement, et en peu de jours le péril devient menaçant. C'est alors que les pulvérisations antiseptiques prolongées donnent de merveilleux résultats. Les symptômes alarmants décroissent avec rapidité en quelques jours, l'inflammation disparaît, la fièvre tombe, la douleur se passe et la situation, au moins pour le moment, est sauve, vous permettant d'aviser pour plus tard à une nouvelle intervention chirurgicale, si vous le jugez nécessaire. Nous avons donné, page 13, le résumé de deux observations que M. le professeur Verneuil rapporte, à l'appui de cette idée, dans son mémoire sur les pulvérisations antiseptiques.

Il est, dans la chirurgie journalière, des cas évidemment fort rares, mais dans lesquels la pulvérisation antiseptique comme nous l'entendons est une ressource fort précieuse; nous avons vu pendant notre année de volontariat à Lyon, dans le service de M. le professeur Ollier, un de ces cas singuliers dont nous regrettons de ne pouvoir fournir l'observation complète; voici ce dont il s'agissait.

Un homme d'une trentaine d'années entre dans

le service de M. le Dr Ollier, pour une lésion traumatique de l'avant-bras, nécessitant l'amputation.
L'opération faite, on applique le pansement de Lister, mais avec beaucoup de difficultés, à cause d'une
hémorrhagie qu'on n'arrête qu'avec beaucoup de
peine. Mais à chaque fois que l'on renouvelait ce
pansement, ces difficultés se reproduisirent. Le malade présentait une sorte d'hémophilie et la perte
de sang qui revenait quand on changeait les diffé-
rentes parties du pansement devenant menaçante
pour la vie de l'amputé, M. Ollier imagine d'instituer les pulvérisations antiseptiques continues. Le
moignon fut placé sous le jet d'un pulvérisateur qui
resta d'abord pendant trois jours sans interruption
en mouvement. Puis le spray ne fut plus appliqué
que six à sept heures dans la journée en trois fois;
et enfin, les séances furent de plus en plus éloignées
jusqu'à la guérison du malade qui survint sans
autre accident.

b. Les opérations dans lesquelles la pulvérisation
nous paraît également indiquée sont les opérations
sur les cavités, et principalement celles qui inté-
ressent la vulve et l'anus. Ces parties par leur siège
même sont très difficiles à désinfecter. Elles sont
continuellement souillées par les liquides qui s'écou-
lent par la vulve ou par des matières fécales. De
plus il est impossible d'y placer des pansements à
demeure, à cause des besoins naturels que les malades peuvent à chaque instant être dans la néces-

sité de satisfaire. Voici comme nous procédons dans la circonstance.

Nous plaçons nos malades couchés sur le dos, les jambes écartées, en ayant soin de ne laisser à découvert que la partie malade, et en recouvrant le corps et les jambes soigneusement, pour éviter tout refroidissement. Un pulvérisateur à vapeur est placé au pied du lit et envoie continuellement les poussières, antiseptiques sur la plaie. Le malade est, en quelque sorte, isolé dans la salle de l'hôpital, et placé dans une atmosphère antiseptique. Si cette position devient à la longue fatigante pour le malade, nous pouvons le mettre sur le côté, les jambes repliées, et ne laissant de même que sa plaie à découvert et soumise à la pulvérisation.

Dans les trois observations que nous rapportons, une sur la vulve (obs. II) et deux sur l'anus (obs. I et III), nous avons vu la guérison survenir sans aucun accident. Les plaies se sont cicatrisées régulièrement, sans fièvre et sans douleur.

c. Dans l'observation IV, il s'agit d'une jeune fille entrée à l'hôpital, avec une brûlure du troisième degré très étendue. Bien que dans ce cas l'étendue du mal et la suppuration abondante, amenée par l'élimination des eschares, aient fatalement entraîné la mort, le résultat obtenu n'en était pas moins précieux, puisque dans les vingt-cinq jours qu'elle passa à l'hôpital, les douleurs furent nulles et que les symptômes généraux disparurent au bout de trois jours, grâce aux pulvérisations antiseptiques.

Dans les brûlures, nous avons, en effet, un symptôme qu'il nous importe tout d'abord de combattre. Ce symptôme, c'est la douleur qui est toujours excessivement vive. Les pansements ordinaires ne réussissent à la calmer que dans une certaine mesure, et comme on ne peut les laisser indéfiniment en place, le renouvellement des pièces dont ils sont composés fait toujours énormément souffrir le malade. Tandis que, avec notre façon de procéder, nous laissons la lésion à découvert, tout en la protégeant par notre atmosphère antiseptique, comme si elle était enfermée dans le Lister le plus irréprochable.

De plus, quand arrive l'élimination de l'eschare, nous croyons que le spray la facilite énormément. Nous pouvons, en effet, approcher ou reculer à volonté le pulvérisateur à vapeur de notre malade. Lorsque nous le rapprochons, nous obtenons en plus un effet mécanique nullement douloureux, faible il est vrai, mais qui, par son action continue, ne laisse pas que d'aider beaucoup à l'élimination des parties sphacélées.

d. Quant à ce qui est des lymphangites et des érysipèles, ces complications si fréquentes et souvent si redoutables, nous croyons de même qu'elles sont souvent prévenues ou du moins fortement atténuées par les pulvérisations. Nous ne prétendons pas que ce soit là un remède souverain pour ces sortes d'affections, mais nous avons vu souvent,

dans le service de M. le professeur Verneuil, des
malades opérés à la face, dans les cavités buccales
et nasales, et, par conséquent, dans les meilleures
conditions pour contracter les érysipèles se guérir
dans les meilleures conditions, en évitant ces accidents. Les pulvérisations en étaient-elles causes?
Nous ne saurions être affirmatif à cet égard, mais
nous croyons fermement qu'elles n'y étaient pas
complètement étrangères. Nous rapportons, du
reste, une observation (obs. IX) dans laquelle nous
voyons un malade ayant contracté un érysipèle à
la suite d'un phlegmon à la cuisse, et chez lequel
cette complication, aussitôt que la pulvérisation a
été instituée, a perdu beaucoup des caractères alarmants desquels elle s'accompagne toujours. La
température est redevenue normale, pour ainsi dire,
en quelques heures, et l'état général, fort mauvais
du reste, puisque nous avions affaire à une personne diabétique, albuminurique et ayant eu des
fièvres intermittentes, l'état général, dis-je, loin
de s'aggraver, s'est sensiblement amélioré en quelques jours. Du reste, comme dans toutes les plaies
qui menacent d'infecter l'organisme, et étant don-
née la nature parasitaire de l'érysipèle, nous
croyons à l'efficacité de notre mode de traitement.
Notre ami, le Dr Verchère, nous a communiqué au
dernier moment quelques observations qui nous
permettent d'ajouter sur le traitement de l'érysipèle
par les pulvérisations, quelques réflexions jointes

à des observations inédites. (Voir le chapitre suivant.)

e. Dans les plaies contuses très étendues et dans les opérations où la réunion immédiate n'est pas tentée pour une cause ou pour une autre, et, en général, partout où l'on a une vaste plaie ouverte et suppurante, et quand on redoute que le pus résorbé infecte l'organisme, nous croyons que la pulvérisation prolongée peut rendre de grands services.

Notre observation V relate un cas de traumatisme grave, arrivé à la suite d'un accident de voiture; la malade a deux plaies de l'avant-bras étendues de 25 centimètres, avec arrachement de la peau. Les muscles sont mis à nu. La pulvérisation, instituée dès l'arrivée à l'hôpital, empêche la fièvre qui, dans une lésion aussi étendue, n'aurait pas manqué de se déclarer; de plus, la douleur disparaît aussitôt.

De même, dans nos observations VI, VII et VIII, nous avons des malades opérées de tumeurs du sein ou de l'aisselle, sans réunion immédiate, et laissées par conséquent, avec des plaies profondes et béantes, devant forcément suppurer. Dans tous ces cas, nous avons vu la guérison survenir dans six semaines, sans accident, sauf dans l'observation VII, où nous constatons pendant deux jours une augmentation de température, due à un abcès survenu aux environs de la plaie opératoire. Nous sommes donc naturellement amené à conclure de ces faits que, dans ces cas, nous pouvons instituer la pulvérisation prolongée.

Quant aux contre-indications de la méthode, ce que nous avons dit des indications nous fait voir dans quelles circonstances nous pouvons la remplacer par un autre traitement.

D'abord, toutes les fois qu'on aura à traiter une plaie simple sans lésions articulaires, sans complications présentes ou futures; quand, en un mot, il n'y aura ni phénomènes locaux, ni symptômes généraux à prévenir, il sera de l'intérêt du malade de recourir à une médication aussi simple que possible, et les pansements que l'on emploie couramment aujourd'hui (pansements phéniqués, à l'alcool simple, à l'alcool camphré, au chloral, etc...), aideront certainement à la guérison autant, et même plus que les pulvérisations antiseptiques, qui n'amènent peut-être pas une cicatrisation aussi rapide.

Dans les blessures des membres, on aura quelquefois des lésions d'une gravité telle que la conservation du membre blessé sera impossible. Dans ce cas, quand le malade se trouvera dans de bonnes conditions de résistance, quand le traumatisme sera récent, quand la plaie n'aura pas encore eu le temps d'être infectée, on devra, je crois, faire l'amputation ou la désarticulation, suivant les circonstances. On adoptera ensuite les pansements antiseptiques que l'on jugera préférables. On devra agir encore ainsi dans les opérations de cause pathologique, surtout quand on cherchera la réunion immédiate. Dans ces circonstances, en effet, une opération, pratiquée dans de bonnes conditions et convenablement traitée ensuite, n'a pas besoin pour réussir de pulvérisations antiseptiques qui ne pourraient que prolonger de quelque temps la durée du traitement. La cicatrisation se fait rapidement d'elle-même, tandis que les pulvérisations pourraient retarder un peu la guérison.

CHAPITRE IV.

DU TRAITEMÉNT DE L'ÉRYSIPÈLE PAR LA PULVÉRISATION PHÉNIQUÉE.

C'est au congrès de Séville que M. le professeur Verneuil préconisa, pour la première fois, l'emploi de la pulvérisation phéniquée comme antiseptique puissant ; puis dans un article publié en janvier 1883 dans les Archives de médecine, il revint sur ce moyen en ajoutant les observations sur lesquelles il s'était appuyé pour affirmer l'excellence de la méthode.

Dès ce moment, M. Verneuil n'avait appliqué la pulvérisation phéniquée qu'à deux cas d'érysipèle, et dans les deux cas le résultat avait été satisfaisant ; aussi se promettait-il d'employer de nouveau ce moyen comme traitement local de l'érysipèle. Les observations qui suivent sont des exemples de cet essai thérapeutique. Nous pouvons en tirer les conclusions suivantes :

Lorsque la surface érysipélateuse peut être tout entière soumise à la pulvérisation, l'évolution de l'érysipèle est rapide, trois, quatre, six jours ; il semble que les progrès de la rougeur sont arrêtés, et qu'au lieu de gagner de proche en proche et de durer huit, douze jours, l'érysipèle pulvérisé ne dure que le temps que nous avons indiqué.

La température, dès le deuxième ou troisième jour, subit une décroissance rapide, et de 39, 39,5, 40, elle tombe à 38, 38,5, dans quelque cas d'emblée à la normale.

De quelle manière agit cette pulvérisation ?

Faut-il admettre que le microbe de l'érysipèle, ou si l'on préfère un terme plus vague, l'élément septique est détruit *in situ* par la vapeur phéniquée ; faut-il admettre une pénétration du liquide antiseptique dans les lymphatiques du derme ; ou faut-il regarder l'acide phénique comme absorbé par la peau et alors agissant sur l'état général et non sur l'état local?

Il nous est difficile de répondre à ces questions. Toujours est-il que dans un des cas où nous avons eu affaire à un érysipèle généralisé, ayant débuté sur une large plaie du dos, où par suite il nous était difficile de combattre l'envahissement par la vapeur phéniquée, sans faire courir à la malade le risque d'un refroidissement considérable et par suite d'une complication pulmonaire, nous avons vu le traitement échouer et l'érysipèle ne se terminer que lorsque toutes les extrémités avaient été envahies, et ne s'arrêter que faute de terrain à envahir.

Le bien-être que ressentent les malades de cette pulvérisation doit la faire préférer à tout autre moyen. Enfin aucune complication ne s'est présentée dans les cas que nous avons ici sous les yeux. Jamais de complication pulmonaire, si l'on a soin d'employer les précautions qu'indique M. Verneuil dans l'article que nous avons cité; jamais d'éry-thème que l'acide phénique est reputé produire.

« Je me propose, disait M. Verneuil (1), de pour-suivre ces expériences (Traitement de l'érysipèle par l'acide phénique) qui d'ailleurs n'ont aucun inconvénient »; c'est le résultat de ces expériences que nous rapportons aux observations X et sui-vantes.

(1) Loco citato.

CHAPITRE V.

Montrons maintenant que cette façon de procéder n'offre aucune difficulté qui puisse la faire rejeter. Ces difficultés ont en effet existé, mais le perfectionnement des instruments les a fait complètement disparaître, et nous croyons au contraire que notre pansement est un des plus simples que comporte la méthode antiseptique.

Dans les premiers essais de pulvérisations prolongées que fit M. le professeur Verneuil, il employait le pulvérisateur à main de Richardson. De temps en temps, la plaie était découverte, et on pratiquait pendant un certain temps sur elle les pulvérisations antiseptiques. Mais on comprend toutes les difficultés de cette manière de procéder. Il était nécessaire qu'une personne restât auprès du malade pour faire marcher l'appareil tout le temps que duraient les pulvérisations, et à cause de cela même on ne pouvait les prolonger bien longtemps.

Aussi ce mode de pansement, par ses difficultés mêmes, n'aurait-il eu que peu d'avenir, si M. Lucas-Championnière, en inventant son pulvérisateur à vapeur, n'était venu les faire disparaître. Voici comment aujourd'hui on procède dans le service de M. Verneuil.

Le patient, placé dans son lit, ne laisse à décou—

vert que la partie malade. Les autres parties du corps restent sous les couvertures pour éviter tout refroidissement. On place à portée un pulvérisateur à vapeur, en ayant soin de protéger par une toile imperméable tout ce qui pourrait être mouillé et refroidir le malade. Une toile suspendue verticalement en travers du lit sépare la partie malade et le pulvérisateur du reste du corps, de façon à ce que le patient ne soit pas incommodé par le spray.

On peut en outre éloigner ou rapprocher le pulvérisateur qui, dans ce dernier cas, joint à l'avantage de mettre la plaie dans une atmosphère antiseptique, celui de la laver et de la débarrasser, sans effort et sans douleur, de toutes les impuretés qui peuvent se trouver à sa surface, telles que sang, morceaux de linge du pansement, eschare en voie d'élimination, etc., etc.

Quant aux liquides qui doivent servir à ces pulvérisations, nous avons toujours vu employer dans le service de M. le professeur Verneuil les solutions phéniquées à 1, 1 1/2 ou 2 p. 100. Beaucoup d'autres antiseptiques ont été préconisés ; nous regrettons de ne pouvoir faire un choix parmi eux, mais nous croyons cependant, jusqu'à ce que de nouvelles expériences nous aient démontré le contraire, que c'est à la solution phéniquée que l'on doit accorder la préférence.

Pour ce qui est de la durée à donner aux pulvérisations, nous croyons de même que c'est au chirurgien à la régler d'après les circonstances particulières qui se présentent. Si, dans certains cas graves, il est utile de laisser le malade pendant la journée entière sous le spray, pour d'autres moins sérieux, on fera seulement matin et soir une séance de deux ou trois heures chaque fois. Dans les deux cas on réduira de plus en plus la durée des séances, à mesure que l'amélioration s'accentuera davantage.

Dans l'intervalle des pulvérisations on recouvrira la partie malade de gaze phéniquée, de ouate ou de tout autre pansement qu'on choisira; on pourra même dans bien des cas la recouvrir simplement de compresses trempées dans la solution employée dans le pulvérisateur, en ayant soin d'envelopper le tout d'une toile imperméable pour empêcher la dessiccation trop rapide du pansement.

Il sera bon aussi de surveiller les urines, car bien que nous n'ayons jamais vu aucun accident, il pourrait se faire que le spray pratiqué trop longtemps, ou avec une solution trop forte sur une plaie très étendue, amène l'intoxication signalée dans quelques cas de pansements phéniqués.

CHAPITRE VI.

OBSERVATION I,

Cancer de la marge de l'anus; opération. (Hôpital de la Pitié,
service de M. le professeur Verneuil, salle Lisfranc, n° 17.)

Femme de 60 ans, entrée pour un cancer de la
marge de l'anus de la grosseur d'un œuf de pigeon.

Opération faite au moyen du thermocautère.

Pulvérisations instituées aussitôt l'opération. La
malade reste sous le spray de cinq à six heures par
jour en deux ou trois fois. Dans l'intervalle des
pulvérisations, application sur la plaie de simples
compresses phéniquées.

Pas de douleurs; pas de fièvre. La plaie est en
bonne voie de cicatrisation.

OBSERVATION II.

Opération sur la vulve. (Hôpital de la Pitié, service de M. le professeur Verneuil, salle Lisfranc, n° 31.)

Femme de 32 ans environ, entrée à l'hôpital pour
une tumeur de la vulve (fibromyôme de la grande
lèvre droite). La tumeur a la grosseur d'un œuf de
poule. Ablation.

Les pulvérisations sont instituées comme dans le
cas précédent, et la plaie, dans les intervalles, re-
couverte de tarlatane phéniquée.

Pas de douleur; pas de fièvre. La malade sort guérie au bout de cinq semaines.

OBSERVATION III.

Opération sur l'anus. (Hôpital de la Pitié, service de M. le professeur Verneuil, salle Lisfranc, n° 23.)

Femme de 35 ans environ, entrée pour une fistule à l'anus remontant assez haut et venant s'ouvrir extérieurement assez loin sur les fesses.

Opérée le 27 février par une large incision faite au thermocautère. Plaie large et profonde.

Pulvérisations deux à trois fois par jour; dans l'intervalle, compresses de tarlatane phéniquée appliquées sur la plaie.

Sortie guérie le 13 avril.

OBSERVATION IV.

Brûlure du 3e degré. (Hôpital de la Pitié, service de M. le professeur Verneuil, salle Lisfranc, n° 17.)

Jeune fille de 18 ans, entrée pour une brûlure très étendue comprenant la face, les parties latérales des épaules et des lombes jusqu'à la ceinture, la partie antérieure de la poitrine, plus l'épigastre jusqu'à la ceinture, les deux bras et les avant-bras.

La brûlure est du troisième degré. Eschare dermique.

Les pulvérisations continues furent instituées. Deux pulvérisateurs projetaient plusieurs fois par jour sur elle, et pendant une heure chaque fois, la solution phéniquée. Puis, dans les intervalles, on la couvrait d'une tarlatane humide simplement posée sur elle.

Les douleurs cessèrent presque immédiatement.

La fièvre, vive avant la pulvérisation (39 à 40°), tomba trois jours après à 37 et 38°. Elle put manger un peu.

Néanmoins, la suppuration l'emporta après vingt-cinq jours de traitement.

Les pulvérisations avaient néanmoins eu l'immense avantage de faire cesser les douleurs et de prolonger la vie.

OBSERVATION V.

Traumatisme grave. (Hôpital de la Pitié, service de M. le professeur Verneuil, salle Lisfranc, n° 7.)

Femme de 75 ans, entrée à la suite d'un accident de voiture. Elle a une fracture compliquée de la cuisse gauche, traitée par le scultet ouaté. A l'avant-bras droit, elle a deux plaies contuses de 25 centimètres (deux plaies, une antérieure, l'autre postérieure). Les muscles sont mis à nu et la peau est arrachée.

On institue les pulvérisations antiseptiques, et on enveloppe le membre dans la tarlatane phéniquée pendant l'intervalle des pulvérisations.

Pas de fièvre ; pas de douleur. En bonne voie de guérison.

Georges Charles. 3

Observation VI.

Plaie opératoire du creux de l'aisselle. (Hôpital de la Pitié, service
de M. le professeur Verneuil, salle Lisfranc, n° 27.)

Femme de 37 ans, entrée pour de nombreux ganglions tuberculeux qu'elle porte dans le creux axillaire.

Ablation de ces ganglions, toilette complète du creux de l'aisselle jusque sous la clavicule ; non réunion.

Pulvérisation et pansement à plat comme dans les observations précédentes.

Aucun accident. Ni fièvre, ni douleur.

Guérison en six semaines.

Observation VII.

Tumeur du sein. (Hôpital de la Pitié, service de M. le professeur Verneuil, salle Lisfranc, n° 13.)

Femme de 50 ans, entrée pour un kyste de la mamelle ; pas de ganglions axillaires.

Ablation complète du sein ; non réunion.

Pulvérisations phéniquées, et pansement à plat dans les intervalles.

La malade a présenté pendant deux jours des phénomènes fébriles, amenés par un petit abcès qui s'était formé en bas et en dehors de la plaie.

La guérison s'est opérée sans douleur et sans autre accident dans l'espace de sept semaines.

Observation VIII.

Tumeur du sein. Ganglions axillaires. (Hôpital de la Pitié, service
de M. le professeur Verneuil, salle Lisfranc, n° 24.)

Femme de 32 ans, entrée pour un épithélioma
du sein droit. Les ganglions du creux de l'aisselle
sont envahis.

Ablation large de toute la mamelle, et toilette
complète du creux axillaire. Non réunion.

Pulvérisations plusieurs fois par jour; le reste du
temps, pansement à plat.

Pas de fièvre ; pas de douleur. La malade sort
guérie au bout de six semaines sans accident.

Observation IX (1).

Abcès de la cuisse chez une personne de 35 ans, diabétique et
albuminurique.

Je viens d'être appelé en consultation près d'un
Monsieur de 35 ans, de haute taille, large d'épaules
et d'une forte constitution.

Ce Monsieur avait un abcès de la cuisse à foyers
multiples, pour lequel il était depuis longtemps en
traitement; à la suite d'une saison aux eaux d'Aix,
il avait été amélioré, mais à son retour il avait eu
une nouvelle poussée inflammatoire, et de plus il
est albuminurique.

Au moment où je le vis, il venait d'être pris d'une
anasarque généralisée. Il avait un œdème considé-

(1) Due à l'obligeance de M. le professeur Verneuil.

rable, un scrotum énorme, et nous constatâmes des flots d'albumine dans ses urines.

On me donna comme commémoratif qu'il avait eu, pendant la guerre de 1870, une contusion de la cuisse produite par un éclat d'obus. J'opérai alors cet abcès par de vastes incisions dans lesquelles je plaçai des drains. Le malade, opéré à la température de 36,5, à 2 heures de l'après-midi, avait le lendemain, à 4 heures, 39°. Les plaies étaient enflammées et entourées de plaques érysipélateuses.

J'instituai alors les pulvérisations phéniquées, et le lendemain matin la température était redescendue à 37°. Les plaques érysipélateuses s'étaient étendues ; les troubles généraux étaient nuls. Continuation des pulvérisations quelques heures dans la journée.

Le troisième jour, l'état général reste bon ; température 37,2 ; l'érysipèle, qui s'était étendu le second jour, n'a pas fait de nouveaux progrès, et, malgré sa présence, les symptômes généraux sont complètement nuls.

Pendant que j'examine cet érysipèle, je m'aperçois que le haut de la cuisse, que je n'avais pas vu à mon premier examen, porte une cicatrice très étendue, et l'on m'apprend que, à l'âge de 9 ans, mon malade a eu un abcès profond qui a été très long à guérir, et que c'est à cette époque que remonte l'apparition de l'albumine dans les urines.

Ce malade a donc eu, à l'occasion d'un abcès sous-périostique, dans sa jeunesse, une néphrite, peut-être infectieuse; et, trente années après, au moment d'un abcès simple, l'albumine reparaît en abondance dans ses urines.

Je demandai aussi s'il n'avait pas de sucre. Le médecin qui le soignait me dit n'en avoir pas trouvé, mais les parents du malade m'apprirent qu'il en avait eu beaucoup l'année précédente. De plus, on me dit qu'il avait beaucoup voyagé en Orient, où il avait contracté des fièvres palustres.

Nous avions donc affaire à un malade paludique, albuminurique, diabétique, ayant un phlegmon de la cuisse, compliqué d'érysipèle; et, sous l'influence des pulvérisations, la température est descendue en vingt-quatre heures de 39° à la normale, malgré la présence de l'érysipèle.

Cette observation nous prouve donc que sur les plus mauvais terrains les pulvérisations phéniquées donnent des résultats excellents, et ce serait se priver d'une précieuse ressource que de négliger ce mode de traitement.

Nous pouvons également, en ajoutant cet exemple à ceux donnés par M. le professeur Verneuil dans les Archives de médecine et à ceux que nous rapportons plus loin, conclure à l'excellence des pulvérisations dans les érysipèles traumatiques.

OBSERVATION X.

Érysipèle mammaire gangréneux. — Pulvérisations phéniquées. Coloration noire des urines due à l'acide phénique et au mauvais état général.

La nommée Lech... (Maria), blanchisseuse, 38 ans,

entre, le 26 juillet 1883, à l'hôpital de la Pitié, salle Lisfranc, n° 14 (service de M. Verneuil).

D'une bonne santé antérieure, cette malade était forte et vigoureuse; aucun symptôme permettant de penser au diabète.

Début il y a douze jours. A ce moment, elle eut une écorchure au niveau du bord inférieur du grand pectoral; cette écorchure, dit-elle, ressemblait à un clou.

Deux jours après, frisson, fièvre. Pas d'envies d'uriner. Rougeur, partie de la petite solution de continuité, s'étendit jusqu'au sein, qui bientôt gonfla et devint douloureux.

A l'entrée, rougeur vive de toute la mamelle droite s'étendant jusqu'à la mamelle et sur la partie supérieure de la poitrine. T. 38,2. A la partie externe de la mamelle droite, ulcération irrégulière, à bords amincis, décollés, et à la surface de laquelle se trouve des eschares noirâtres; écoulement de pus fétide.

Pulvérisation à l'acide phénique. Pas de sucre, pas d'albumine dans les urines, de couleur normale. Prises de deux heures en deux heures. Facies rouge, yeux brillants, langue blanche et sèche. État général grave.

Le 28. Sueurs profuses. Les urines sont noires. La rougeur dépasse le sein du côté gauche et gagne le dos.

Le 29. La température s'est élevée; l'érysipèle ne marche pas par plaques, rougeurs disséminées.

Urines noires, sans sucre, ni albumine. L'état général reste grave.

Le 30 au matin. Meilleur état ; le facies est moins animé ; la température est tombée. La langue est humide, moins blanche.

Les urines ont repris leur teinte normale, malgré la continuation de la pulvérisation et des compresses phéniquées.

Le soir, la température remonte. L'érysipèle s'est étendu jusqu'au milieu du dos.

Le 31 matin. Même état. La température reste peu élevée.

Soir. La température baisse, bon état général. La malade se sent mieux.

2 août. Nouvelle élévation de température, nouvelle poussée de rougeur dans le côté droit. L'érysipèle a à ce moment fait le tour du corps.

Le soir, la température baisse, la rougeur diminue d'intensité.

Le 3. État général très satisfaisant. La rougeur disparaît dans les points primitivement envahis ; la mamelle du côté gauche est souple.

La malade reste pour la guérison de sa plaie, dont l'état est satisfaisant ; une partie des eschares s'est détachée.

A été publiée à la Société anatomique au point de vue de la lésion
cérébrale. Nous ne nous occuperons ici que de la complication
de l'érysipèle et de son traitement par la pulvérisation phéniquée.

Érysipèle à la suite de plaie de tête. — Pulvérisation phéniquée.
Durée cinq jours. — Mort de contusion cérébrale.

Le nommé C... (Jean), âgé de 55 ans, entre, le
6 janvier 1883, à l'hôpital de la Pitié, salle Michon,
n° 27 (service de M. Verneuil).

Ce malade est atteint d'une plaie de tête siégeant
au niveau de la suture pariéto-occipitale gauche.
Plaie déchiquetée, décollement assez étendu. Il fit
une chute il y a trois ou quatre jours. A la suite,
aucun phénomène ne se manifesta.

Dans la nuit qui suit son entrée à l'hôpital, il est
pris de délire et essaie de se lever.

7 janvier. On constate une hémiplégie du côté
droit.

Le 8. L'abattement est considérable, légère con-
traction du sterno-mastoïdien. Délire monotone.
Parle doucement. Pas de selle. Cherche à se lever.

Le 9. Même état. Délire violent. Dans la nuit, le
thermomètre monte à près de 40°.

Le 10. Au matin, apparition de rougeur avec
bourrelet empiétant sur l'oreille. Érysipèle au début. On institue le traitement par la pulvérisation
phéniquée.

Le soir, la rougeur arrive jusqu'au bord antérieur
de l'apophyse orbitaire externe. Langue est moins

sèche, la température moins élevée. On fait de nouveau une séance de pulvérisation,

Le 11. La température est tombée à 38,2. L'oreille du côté droit est prise. La rougeur arrive jusqu'au nez.

La température remonte un peu le soir.

Le 13. Au matin, la rougeur a presque disparu. La pulvérisation est continuée. La température baisse de nouveau.

Le 14. L'érysipèle a complètement disparu.

Le malade succombe le 25 aux progrès de son affection cérébrale. (Voy. *Soc. anal.*, *Presse méd.*, janvier 1883.)

« Au bout de vingt-quatre heures, dit M. Verneuil en parlant de ce malade, l'oreille était dégonflée et la température revenue à 38°. Jamais je n'avais vu un érysipèle de la face et du cuir chevelu évoluer avec tant de rapidité. »

OBSERVATION XII.

Plaie de tête. — Érysipèle. — Pulvérisation. — Accès de fièv.e intermittente.

Le nommé M... (Jean-Baptiste), âgé de 48 ans, journalier, entre, le 22 février 1883, à l'hôpital de la Pitié, salle Michon, n° 17 (service de M. Verneuil).

Ce malade, ancien soldat d'Afrique, a eu il y a vingt ans des fièvres intermittentes.

(1) Archives générales de médecine, n° de février 1883, p. 30.

La plaie de tête pour laquelle il entre à l'hôpital date de quelques jours et est à demi cicatrisée. Il reste un léger décollement où s'amasse du pus.

La veille de son entrée il a été pris de frisson, de céphalalgie et de vomissements.

22 février. On constate l'apparition d'une rougeur érysipélateuse partie de la plaie (situé au niveau de l'occiput), s'étendant jusqu'à la nuque. Pulvérisations phéniquées, deux séances par jour,

Le 23. L'oreille droite était prise, la température monte encore malgré la pulvérisation.

Le 24. On continue néanmoins celle-ci.

Le 25 et le 26. La température descend rapidement ; la rougeur s'arrête, le 27, au niveau de l'oreille gauche ; l'érysipèle avait fait le tour de la tête en cinq jours.

Dès ce moment le malade est guéri de son érysipèle et reste pour sa plaie non cicatrisée.

Dans l'entre temps, il est pris de maux de tête violents venant *régulièrement chaque nuit*. Ces maux de tête cessent rapidement sous l'influence du sulfate de quinine.

Son érysipèle avait ramené une manifestation nocturne et intermittente de son *impaludisme*.

OBSERVATION XIII (résumée).

Épithélioma sudoripare du nez. — Érysipèle. — Pulvérisation phéniquée. — Durée trois jours et demi.

La nommée Jorrom... (Léonide), 53 ans, ménagère, entrée, le 28 juin 1883, à l'hôpital de la Pitié, salle Lisfranc, n° 15 (service de M. Verneuil),

Cette malade, d'une bonne santé ordinaire, présente depuis 1858 une lésion siégeant à l'union du nez et de la joue du côté gauche, lésion diagnostiquée à cette époque lupus, et à laquelle on fit subir toute espèce de traitement.

En 1881, elle eut un *érysipèle de la face*, au mois de juin, qui retint la malade *au lit pendant un mois*.

A l'entrée, on constate un épithélioma sudoripare ayant détruit la paroi externe des fosses nasales et s'étendant à deux travers de doigts sur la joue.

Ablation étendue de cet épithélioma, la cicatrisation marche rapidement.

Le soir même de l'opération, élévation brusque de la température; malaise, envies de vomir.

Le lendemain, rougeur érysipélateuse autour de la plaie. Temp. élevée. Pulvérisations phéniquées.

La rougeur fait le tour de la tête, et, le 11 au matin, la desquamation commence. L'érysipèle, sous l'influence de la pulvérisation, avait évolué en trois jours et demi.

L'état général a été peu atteint par la complication, si rapidement disparue.

OBSERVATION XIV.

Plaie de la région temporale. — Érysipèle. — Pulvérisation phéniquée. — Durée six jours.

Le nommé Bes... (Victor), âgé de 18 ans, raffineur, entre à l'hôpital de la Pitié le 24 mars 1883, et est couché au n° 51 de la salle Michon (service de M. Verneuil).

Ce petit malade est tombé du 4ᵉ étage et ne se fit dans sa chute qu'une plaie contuse de la région temporale droite. On fit en ville une suture en fil d'argent et on passa un drain.

Le lendemain de l'entrée, ce malade est pris de fièvre, de frissons et de vomissements. Les ganglions occipitaux et sous-maxillaires sont douloureux.

Le 25. Apparition d'un érysipèle au niveau de la plaie, s'étendant jusqu'à l'oreille du même côté, et gagnant vers la nuque.

Pulvérisations phéniquées.

Le 26. La rougeur est arrivée jusqu'à l'oreille du côté opposé. La température reste élevée.

Pulvérisations deux fois par jour.

Le 27. La température baisse. La rougeur gagne le cuir chevelu, douloureux à la pression.

Le 28. La rougeur diminue d'intensité, mais gagne peu à peu la joue et vient s'étendre, le 31, sur les parties latérales du nez. A partir de ce moment, la température reste normale.

L'érysipèle a évolué en six jours.

La plaie se cicatrise ultérieurement.

CHAPITRE VII.

CONCLUSIONS.

Des observations qui précèdent, nous concluons :

1° Que les pulvérisations antiseptiques prolongées rendent souvent d'immenses services dans des cas où le pronostic est des plus défavorables,

2° Qu'on doit la plupart du temps à leur emploi la cessation presque immédiate de la fièvre traumatique et des phénomènes douloureux.

3° Qu'on arrête souvent, par ce mode de traitement, les symptômes de septicémie aiguë ou chronique que d'autres pansements avaient été impuissants à prévenir.

4° Que dans les plaies cavitaires, et dans les régions difficiles à désinfecter par les moyens habituellement en usage, il faut préférer ce traitement à tout autre.

5° Qu'il peut rendre d'importants services dans des cas de plaies anciennes ou récentes imprégnées de substances putrides ou purulentes.

6° Qu'il peut être employé avec beaucoup de fruit dans toutes les plaies ouvertes, qu'elles résultent de traumatismes graves ou d'opérations chirurgicales.

7° Que dans l'érysipèle traumatique l'évolution est plus rapide et les symptômes généraux moins graves, qu'avec tout autre traitement.

Paris. — A. PARENT, imp. de la Fac. de médec., A. DAVY, successeur, 52, rue Madame et rue M.-le-Prince, 14.